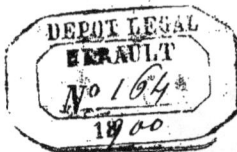

Dr Henri DECHENNE

Externe en médecine (Concours 1895)
Interne des hôpitaux d'Alger (Concours 1898)
Interne du Dispensaire municipal.

DES NOUVEAUX PROCÉDÉS

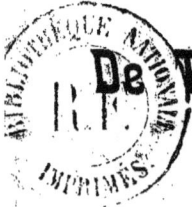

De Traitement

Du Varicocèle

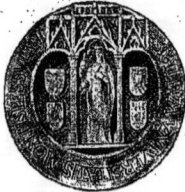

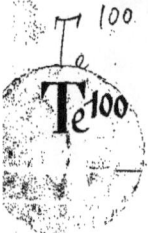

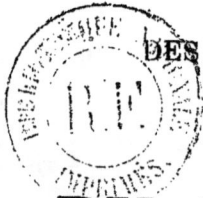

DES NOUVEAUX PROCÉDÉS

DE TRAITEMENT

DU VARICOCÈLE

PERSONNEL DE LA FACULTÉ

MM. VIALLETON .... Doyen
HAMELIN (✻)............ Assesseur

PROFESSEURS

Hygiène..	MM. BERTIN-SANS(✻).
Clinique médicale................,..............	GRASSET (✻).
Clinique chirurgicale...........................	TÉDENAT.
Clinique obstétricale et gynécologie	GRYNFELTT.
Thérapeutique et matière médicale..............	HAMELIN (✻).
Clinique médicale...............................	CARRIEU.
Clinique des maladies mentales et nerveuses.......	MAIRET (✻).
Physique médicale..............................	IMBERT.
Botanique et histoire naturelle médicale	GRANEL.
Clinique chirurgicale...........................	FORGUE.
Clinique ophtalmologique........................	TRUC.
Chimie médicale et pharmacie....................	VILLE.
Physiologie......................................	HEDON.
Histologie.......................................	VIALLETON.
Pathologie interne..............................	DUCAMP.
Anatomie	GILIS.
Opérations et appareils.........................	ESTOR.
Microbiologie...................................	RODET.
Médecine légale et toxicologie	SARDA.
Clinique des maladies des enfants...............	BAUMEL.
Anatomie pathologique......	BOSC.

Doyen honoraire : M. MAIRET (✻).
Professeurs honoraires : MM. JAUMES, DUBRUEIL, (✻) PAULET (O ✻).

CHARGÉS DE COURS COMPLÉMENTAIRES

Accouchements	MM. PUECH, agrégé.
Clinique ann. des mal. syphil. et cutanées...	BROUSSE, agrégé.
Clinique annexe des maladies des vieillards.	VIRES, agrégé.
Pathologie externe......................	LAPEYRE, agrégé.
Pathologie générale	RAUZIER, agrégé.

AGRÉGÉS EN EXERCICE :

MM. BROUSSE	MM. PUECH	MM. RAYMOND
RAUZIER	VALLOIS	VIRES
LAPEYRE	MOURET	L. IMBERT
MOITESSIER	DELEZENNE	H. BERTIN-SANS
DE ROUVILLE	GALAVIELLE	

M. H. GOT, secrétaire.

EXAMINATEURS DE LA THÈSE : } MM. TÉDENAT, président. FORGUE. DE ROUVILLE. L. IMBERT.

DES NOUVEAUX PROCÉDÉS

DE TRAITEMENT

DU VARICOCÈLE

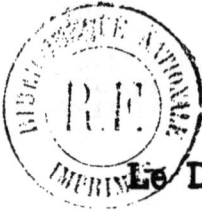

PAR

Le Docteur Henri DECHENNE

Externe en médecine (Concours 1895)
Interne des hôpitaux d'Alger (Concours 1898)
Interne du Dispensaire municipal.

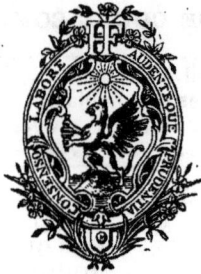

·MONTPELLIER
IMPRIMERIE CENTRALE DU MIDI
(HAMELIN FRÈRES)
—

1900

A LA MÉMOIRE DE MON PÈRE

H. DECHENNE.

A MA MÈRE

A MA SŒUR

H. DECHENNE.

AUX MIENS

A MES AMIS

H. DECHENNE.

AVANT-PROPOS

Au moment où nous atteignons la dernière étape de notre scolarité, un bien agréable devoir nous incombe : celui d'essayer d'exprimer ici toute la respectueuse reconnaissance que nous avons conçue au cours de nos études à l'égard de tous nos savants et dévoués Maîtres.

Que M. le professeur Tédenat, qui a eu l'indulgence d'accepter la présidence de notre thèse, reçoive ici l'expression de nos vifs remerciements.

Nous avons été assez heureux pour remplir les fonctions d'externe sous les ordres de M. le docteur J. Brault ; nous avons à le remercier doublement, puisque, après nous avoir prodigué ses leçons, il a encore acquis des droits nouveaux à notre reconnaissance en nous inspirant le sujet de notre thèse et en nous communiquant des observations de malades traités par sa méthode.

Nous devons ici rendre hommage à M. le docteur Brüch, directeur de l'École de médecine d'Alger et professeur de Clinique chirurgicale; nous nous souviendrons toujours de la douceur et de la patience dont il fit preuve à notre égard quand nous avions l'honneur d'être successivement externe, puis interne de son service.

Nous souhaitons que M. le professeur Rey, dont nous avons toujours apprécié l'inépuisable bonté et l'aménité connue de tous, soit pénétré de la reconnaissance qu'éveille en nous son souvenir ainsi que celui de M. le professeur Hérail.

Nous nous faisons une douce obligation de remercier M. le docteur Caussidou de sa bonté pour nous lorsque nous avons accompli nos derniers mois d'internat dans son service.

Que MM. les professeurs Moreau et Blaise agréent l'expression de notre gratitude pour les bontés qu'ils nous prodiguèrent.

M. le docteur Julien, dont nous avons été l'interne au Dispensaire municipal, ne s'est jamais départi d'une indulgence dont nous nous souviendrons; qu'il reçoive ici nos remerciements.

Nous remercions également MM. les docteurs Saliège, Gémy, Vincent, Cochez, Deshayes et Egrot, des enseignements et des services inappréciables qu'il nous ont prodigués.

Qu'il nous soit permis d'adresser à M. le docteur Jeanbrau, chef de Clinique chirurgicale, ainsi qu'à l'internat de Montpellier, un reconnaissant et cordial souvenir.

Que l'internat de l'hôpital civil de Mustapha accepte l'expression du regret bien vif que nous éprouvons en le quittant.

INTRODUCTION

Le médecin, dans sa pratique journalière, est exposé à se trouver en présence d'une affection très fréquente : le varicocèle.

Lorsque le cas est relativement bénin, sa conduite est toute tracée : le traitement palliatif méthodiquement appliqué lui donnera très souvent de bons résultats. Il n'en est pas de même lorsque le varicocèle, plus sérieux, entraîne des troubles fonctionnels, des douleurs, une inaptitude complète à certaines occupations, etc., etc.

Dans ces conditions, le médecin est souvent obligé d'intervenir par une opération. Or les interventions opératoires qui ont été présentées sont aussi nombreuses que variées, de plus quelques-unes d'entre elles, qui étaient regardées comme excellentes il y a quelques années, sont actuellement reléguées au second plan. Il nous a donc semblé utile d'examiner les différents procédés de traitement du varicocèle, de faire une sorte de sélection parmi les nouveaux, d'en indiquer nettement la technique opératoire, car ils sont appelés à devenir très probablement d'un emploi courant, et spécifier les indications de l'intervention et les procédés opératoires auxquels on aura recours dans chaque cas particulier.

Nous insisterons tout particulièrement sur un procédé : celui de notre Maître M. le professeur Brault, procédé insuffisamment vulgarisé à notre gré et qui a donné à son auteur d'excellents résultats, comme on pourra s'en convaincre en consultant les observations des sujets opérés par cette méthode et que nous relatons à la fin de notre thèse. Le plan que nous nous sommes tracé est le suivant :

1° Nous rappellerons en quelques mots les détails anatomiques qui ont une importance pour la mise en pratique de la technique opératoire.

2° L'historique, les nouvelles idées sur l'étiologie de l'affection et l'examen des symptômes qui peuvent motiver l'intervention, et les genres cliniques du varicocèle feront ensuite l'objet de notre étude.

3° Nous aborderons le traitement, que nous divisons en ancien et nouveau. Nous subdiviserons ce dernier lui-même en traitement par les procédés classiques et en traitement par les procédés récents.

4° Nous étudierons la technique de ces derniers, puis parmi ceux-ci le choix de l'un d'eux.

5° Enfin, nous spécifierons les indications opératoires et les raisons qui nous font préconiser le procédé de M. le docteur J. Brault, au moins dans les cas complexes.

DES NOUVEAUX PROCÉDÉS

DE TRAITEMENT

DU VARICOCÈLE

CHAPITRE PREMIER

ANATOMIE SOMMAIRE
DU SCROTUM ET DU CORDON SPERMATIQUE

Il semble utile de rappeler ici quelques points importants de l'anatomie du scrotum et du cordon, car quelques détails de la constitution de ces organes permettent d'expliquer le mécanisme de la formation du varicocèle et doivent être constamment présents à l'esprit pour la bonne mise en pratique des traitements préconisés jusqu'à ce jour.

Scrotum. — Le scrotum se compose de plusieurs couches ou tuniques superposées concourant à la formation d'une sorte de sac contenant les testicules et le cordon. Ces tuniques sont, en allant de l'extérieur vers l'intérieur : 1° la peau, 2° la couche cellulaire sous-cutanée, 3° le dartos, 4° la couche celluleuse, 5° le crémaster ou érythroïde, 6° la tunique fibreuse commune, 7° la vaginale.

La peau est très élastique et douée d'une grande vitalité, grâce à sa riche vascularisation, ce qui permet d'espérer une facile réunion des plaies accidentelles ou opératoires qui y sont faites.

La couche sous-cutanée est très peu épaisse et n'existe même quelquefois que vers la partie toute supérieure des bourses.

Le dartos, contrairement à la peau qui forme une enveloppe commune aux deux testicules, est divisé sur la ligne médiane par une cloison qui correspond au raphé des bourses. Il existe donc deux sacs dartoïdes indépendants : l'un droit et l'autre gauche ; on peut le comparer à un muscle peaucier ; il est composé de fibres musculaires lisses dont la contraction est indépendante de la volonté. Ses fibres, sous certaines influences telles que le froid, la peur, l'orgasme vénérien, se contractent et raccourcissent le scrotum ; dans certains cas leur tonicité est très faible et la chaleur peut suffire à les relâcher complètement, ce qui imprime au scrotum une flacciditéet un degré d'allongement très marqués.

La couche celluleuse, qui se trouve au-dessous de la précédente, est composée de tissu lâche et présente une grande utilité au point de vue des glissements.

Tandis que le dartos que nous venons de rapidement considérer est constitué par des fibres lisses, le crémaster ou tunique érythroïde, qui est immédiatement au-dessus de la tunique celluleuse, se trouve être formé par des faisceaux plus ou moins nombreux de fibres musculaires striées qui ont pour effet, en se contractant, d'élever le testicule, car elles ont leur point d'insertion mobile sur la tunique fibreuse commune au cordon et au testicule.

La dernière tunique est une séreuse, la vaginale, qui engaîne le testicule et une certaine hauteur du cordon.

TESTICULE. — Nous ne nous arrêterons aux testicules que pour remarquer que celui de gauche descend la plupart du temps à un niveau inférieur à celui du testicule droit et présente un volume un peu plus considérable que son voisin : son poids, y compris l'épididyme, est de vingt à vingt-deux grammes, tandis que le testicule droit ne pèse que dix-huit à vingt grammes.

CORDON. — Le cordon spermatique, trait d'union entre le testicule et les organes profonds, est formé d'un canal qui conduit le sperme aux vésicules séminales, d'artères et veines, de vaisseaux lymphatiques, de nerfs et de tissu cellulaire lâche, puis d'une gaîne enveloppant ces différents éléments.

L'anatomie et la topographie de ces éléments présentent un intérêt tout particulier, puisque sur certains de ceux-ci siègent les lésions du varicocèle, et que, d'autre part, certains autres doivent être nettement reconnus au cours des interventions opératoires pratiquées sur cette région.

a) La *gaine du cordon* est fournie par une membrane celluleuse qui, depuis l'aponévrose du grand oblique et après s'être insérée au pourtour du canal inguinal, entoure tous les éléments du cordon jusqu'au testicule.

b) Le *canal déférent* va du testicule à la prostate où il s'abouche avec le sommet des vésicules séminales. Sa forme est régulièrement cylindrique et sa consistance spéciale, résistante, le fait qu'il glisse entre les doigts et s'en échappe en donnant la sensation d'une corde de violon lubréfiée, per-

mettent de le reconnaître facilement. Accolé dès son origine
à la face interne du testicule, il ne tarde pas à remonter
parallèlement au reste du cordon et en suivant sa partie
postérieure. Il faut noter qu'on peut le trouver en avant dans
le cas d'inversion épididymaire. L'étude de son trajet au
delà de l'anneau inguinal ne présenterait pas d'intérêt ici,
nous passerons donc à l'étude des vaisseaux.

c) Les *artères* que nous rencontrons sont : la spermatique,
la funiculaire et la déférentielle. La spermatique, branche de
l'aorte abdominale , se trouve *dans le groupe antérieur* des
vaisseaux (veines spermatiques) en avant du canal déférent ;
elle fournit une branche à l'épididyme et une autre au testicule.

La déférentielle, fournie par la vésicale postérieure, est
appliquée au canal déférent pendant tout son trajet hors de
l'anneau inguinal. Elle présente une anastomose au niveau
de l'origine du canal déférent avec sa voisine la spermatique.

La funiculaire, qui émane de l'épigastrique, se trouve au
milieu du cordon et s'anastomose par de nombreuses branches à la spermatique et aux honteuses externes. Un point
important à constater, est que ces trois artères : spermatique,
funiculaire et déférentielle, sont toutes en relation les unes
avec les autres par des anastomoses qui permettent la
circulation dans le cas où l'une d'elles serait détruite. (La
résection du paquet des veines variqueuses entraîne le plus
souvent l'ablation de la spermatique.)

d) Les *veines spermatiques,* après avoir formé, au sortir
de l'épididyme et du testicule, un riche plexus au niveau du
corps d'Hyghmoore, se dirigent vers l'abdomen par plusieurs
troncs collatéraux à l'artère spermatique. Elles forment deux
groupes dont l'un, situé en avant du canal déférent, est le

plus volumineux ; le groupe le moins important est situé en arrière.

Le plus considérable des deux groupes, autrement nommé plexus pampiniforme, est le plus intéressant relativement à la question qui nous occupe, car c'est lui qui est le plus souvent atteint de dilatations variqueuses.

Les deux plexus pampiniformes, le droit et le gauche, se réunissent chacun en un tronc nommé veine spermatique, qui a une disposition anatomique différente, suivant le côté où on la considère. La veine spermatique droite se jette dans la veine cave inférieure et dans le même sens que le courant sanguin de cette dernière. La veine spermatique gauche s'abouche dans la veine rénale et dans un sens perpendiculaire au courant sanguin de celle-ci ; elle est de plus comprimée dans son passage à travers le bassin par la portion iliaque du côlon. Remarquons encore que les veines spermatiques, en sus de leur longueur et de leur direction verticale, ont peu de valvules ou bien en ont d'incomplètes, et nous nous expliquerons la grande fréquence des varicocèles et leur prédominance du côté gauche.

e) Les *vaisseaux lymphatiques*, partant du testicule et de l'épididyme, se jettent, après avoir suivi le cordon, dans les ganglions lombaires ; ceux du scrotum vont aux ganglions du pli de l'aine.

f) Les *nerfs*, pour la plupart fournis par le sympathique, se terminent par un plexus spermatique et un plexus déférentiel. Quelques filets émanent cependant des branches génitales du plexus lombaire.

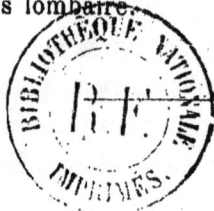

2

DU VARICOCÈLE ET DE SES FORMES CLINIQUES

Landouzy père, en 1838, puis ensuite Carré, disaient: « Le varicocèle est une affection qui a été fort peu étudiée. » Cela était vrai à leur époque, mais, depuis, une grande quantité d'auteurs se sont occupés de cette question, et nous ne citerons que ceux dont les études récentes ou anciennes ont jeté une lumière complète sur l'anatomie du cordon spermatique, sur l'étiologie, l'anatomie pathologique, les symptômes et le traitement de cette affection. Parmi eux nous remarquons : Prunaire, Perrier, Sistach, Carré, Gaujot, Henry, Guyon, Nicaise, et enfin Horteloup et Wickham.

ETIOLOGIE. — Delpech pensait que la maladie était « ordinairement le partage des adultes ou des vieillards », mais on la rencontre aussi chez des enfants de sept à quinze ans, exceptionnellement il est vrai. Le traumatisme peut avoir une influence (observations d'Astley Cooper et de Landouzy), les néoplasmes du rein peuvent être cause directe de leur production. L'hérédité a pu être invoquée comme cause favorisante, car on a vu plusieurs fils de père varicocéleux le devenir à leur âge adulte (Blandin).

On a cherché à expliquer la raison de la plus grande fréquence du varicocèle à gauche (92 pour 100 d'après Nebler) et des auteurs ont voulu voir la raison de ce fait dans la compression exercée par l'S iliaque chargée de matières fécales sur les vaisseaux spermatiques gauches (Jean-Louis Petit, Callisen).

D'autres, avec raison, ont attribué cette fréquence au mode

d'abouchement de la veine spermatique gauche qui aborde la
veine rénale à *angle droit*, perpendiculairement à son courant,
tandis que la spermatique droite absorbe la veine cave inférieure *dans le sens de son courant ;* d'où plus grande pres-
sion et stase dans la première (Morgagni, A. Cooper).

La plus grande longueur du plexus gauche et le volume plus
grand du testicule qu'il soutient ont aussi été incriminés.

Toutes ces particularités peuvent favoriser la production
du varicocèle, mais il faut une certaine prédisposition pour
qu'il s'établisse ; tous les hommes, en effet, devraient être
varicocéleux, si les causes que nous venons d'énumérer étaient
les seules à invoquer.

Charpy (de Toulouse) fait remarquer dans ses leçons sur
l'anatomie des organes génito-urinaires que, « avant d'expliquer
le varicocèle, il faudrait avant tout expliquer la raison d'être
de ce plexus considérable, sans rapport avec le volume et
l'activité de la glande qu'il dessert. Peut-être, pour expliquer
la disproportion énorme des vaisseaux veineux et artériels,
faut-il invoquer un état pathologique, un développement aber-
rant des veines du corps de Wolff dans une région où nous
avons vu persister tant de parties fœtales : *plusieurs détails
anatomiques semblent indiquer dans les veines spermatiques
une évolution anormale.* »

Roser avait cherché une explication du varicocèle dans la
migration des testicules ; il pensait que, lorsqu'une anomalie
congénitale la rendait laborieuse, les veines du cordon tirail-
lées devenaient variqueuses, et il invoquait à l'appui de son
idée la fréquence des varicocèles chez les jeunes garçons.
Cette hypothèse, bien que discutable, fait encore intervenir
l'influence de la période embryonnaire.

Lescat (de Marseille), s'inspirant de ces idées, veut voir dans
le varicocèle « *une aplasie veineuse nettement congénitale
qui se manifeste surtout à partir de la puberté, époque à*

laquelle le testicule sort de la vie végétative pour entrer dans la vie fonctionnelle. » C'est un manque d'étoffe veineuse, comme le dit Périer, une faiblesse congénitale des parois vasculaires qui constitue donc, selon Lescat, l'affection qui nous occupe. Les dilatations, l'hypertrophie consécutive, se produisent à l'époque où commencent à agir les causes locales ou générales, si bien étudiées par les classiques, pour expliquer sa production.

L'aplasie primitive du tissu veineux entraîne comme résultat immédiat l'allongement et l'ectasie des veines, ensuite surviennent l'état général arthritique, la surcharge fonctionnelle et les autres causes couramment admises.

ANATOMIE PATHOLOGIQUE. — De nombreux chirurgiens admettent que dans le varicocèle le groupe antérieur des veines du cordon est le premier atteint, ou que, lorsque les deux autres le sont en même temps que lui, il est le plus gravement ectasié. D'autres, avec Horteloup, admettent que le plus souvent ce sont les veines funiculaires qui s'altèrent les premières et le plus gravement.

Quoi qu'il en soit, nous remarquerons que les tuniques veineuses sont rarement altérées à un degré aussi marqué que dans les varices des membres, et que les dilatations ampullaires anévrysmales, ainsi que les concrétions, y sont plus rares.

Si la dilatation est portée à un degré élevé, le testicule peut s'atrophier ou être le siège de vives douleurs par suite de la névrite causée par l'ectasie des *vasa nervorum*.

Pendant les premiers temps de son développement, le varicocèle est si peu douloureux qu'il reste souvent ignoré, et le porteur ne s'en apperçoit qu'à l'occasion d'une longue marche ou d'une exercice violent. Plus tard, le malade accuse une sensation de lourdeur, de plénitude dans les bourses, le scrotum est plus volumineux, flasque, et tout se borne là. Dans d'autres cas, le malade éprouve des douleurs intolérables aussitôt qu'il se livre à un exercice violent (un malade se plaignait de souffrir « *comme le poisson sur le sable* », *in* Forgue et Reclus), et ces douleurs difficiles à calmer, même par le port du suspensoir, ne sont pas le moins du monde en rapport constant avec le volume du varicocèle : certains varicocèles très petits sont très douloureux ; d'autres, énormes, ne causent aucune gêne à leur porteur. Si nous insistons sur l'élément douleur, c'est que nous voulons faire ressortir qu'*un varicocèle très minime peut motiver dans certains cas une intervention radicale.*

ESPÈCES CLINIQUES. — Tuffier insiste sur la diversité de formes que peut affecter le varicocèle : il en existe en effet plusieurs variétés cliniques, et chaque variété est justiciable d'une thérapeutique différente qui doit être basée sur l'anatomie pathologique de la lésion. Avec l'auteur que nous venons de citer nous distinguerons : 1° *L'ectasie veineuse pure et simple,* 2° *l'orchidoptose sans dilatation des veines du cordon,* 3° la *variété mixte* qui réunit les deux précédentes.

Dans le premier cas, les bourses sont d'une longueur normale et ont leur aspect habituel, mais on sent au palper les veines variqueuses, volumineuses, tendues, quelquefois douloureuses ; les enveloppes du testicule sont normales.

Dans le second cas, le scrotum flasque, d'une longueur démesurée, peut quelquefois descendre jusqu'à mi-cuisses presque. Ses parois sont minces, transparentes, sans tonicité, et les testicules, normaux, occupent la partie toute inférieure du

s ac scrotal. Les veines du cordon sont quelquefois peu dilatées
et peu flexueuses : c'est le scrotum qui soutient le testicule
d'une manière tout à fait insuffisante.

Le troisième cas est la résultante de l'union des deux pro-
cessus précédents : dilatation veineuse et allongement du
scrotum.

DE L'INTERVENTION CHIRURGICALE

Le plus souvent, le chirurgien se voit obligé d'intervenir à
cause de la gêne que la tumeur provoque : le scrotum est
devenu lourd, la région du pli de l'aine est le siège d'une douleur sourde et continue; c'est dans ces cas que Landouzy
dépeint les individus « haletants après la moindre course, les
traits altérés, la figure baignée de sueur, inquiète et anxieuse. »
Rappelons que la souffrance n'est nullement en raison directe
du volume de la tumeur qui, chez certains individus, est insi-
gnifiante, alors que les douleurs sont intolérables.

D'autres fois, l'opération s'impose parce que le volume
exagéré du scrotum étant pour le malade un continuel sujet
de préoccupation , il est en proie à des idées tristes qui
le mènent peu à près à l'hypocondrie et aux idées de suicide.

L'opération est absolument nécessaire quand la dilatation
veineuse menace l'intégrité du testicule en provoquant une
névrite interstitielle causée par la dilatation des *vasa nervorum* (Hélot, Curling, Gosselin, Barwell *in The Lancet*).

De même on peut être obligé d'opérer quand le varicocèle
est irréductible, qu'il occasionne les troubles gastriques
signalés par certains auteurs, ou que les veines sont cou-
vertes de dilatations ampullaires dures indiquant la présence
de concrétions susceptibles de s'enflammer.

CHAPITRE DEUXIÈME

TRAITEMENT

Le traitement palliatif consiste dans le port d'un suspensoir, l'abstention d'exercices physiques violents, les lotions froides, etc.

Nous ne nous y arrêterons pas et nous passerons de même rapidement sur l'énumération des interventions chirurgicales anciennes, telles que la cautérisation des veines recommandée autrefois par Bonnet, Nélaton, Robert, Breschet et Richet; la ligature élastique de Rigaud; la ligature sous-cutanée de Ricord, Keyes, Ogston et l'enroulement de Vidal de Cassis.

Ces moyens de traitement sont aujourd'hui tombés en désuétude et cités seulement pour mémoire.

Actuellement, la cure radicale du varicocèle se fait par trois méthodes :

1º Intervention sur les veines :

    a) Ligature simple à ciel-ouvert des vaisseaux;

    b) Excision à ciel-ouvert et entre ligatures des vaisseaux.

2º Résection du scrotum pour créer un suspensoir naturel.

3º Combinaison de ces deux procédés (excision veineuse et résection scrotale).

Nous avons jugé utile de faire ici une étude des procédés qui ont été employés pendant ces dernières années, afin de réaliser d'une façon parfaite le résultat qu'on est en droit d'espérer de l'incision ou de la résection. Nous exposerons les procédés classiques, puis ceux qui, entre les mains de leurs inventeurs, ont donné récemment de bons résultats. La technique opératoire a fait l'objet de toute notre attention, et certaines de ces méthodes nouvelles nous semblant appelées à entrer dans la pratique courante, il nous sera possible, en les comparant, d'adopter l'une d'entre elles, le cas échéant. Nous insisterons sur la valeur de l'une en particulier, eu égard aux résultats qu'elle a donnés à M. le professeur Brault, résultats dont font foi les observations que nous publions à la fin de cette thèse.

MÉTHODES CLASSIQUES

PROCÉDÉ DE JACOBSON

Les précautions d'antisepsie étant prises, le malade est éthérisé. a) Le canal déférent est isolé, puis maintenu entre deux doigts de la main gauche, ou mieux encore est maintenu par un aide qui, en même temps qu'il écarte le canal, fait saillir le cordon veineux. b) Une incision de quatre centimètres environ est alors faite sur le varicocèle qui fait saillie sous la peau du scrotum Il est utile de rester au-dessus de la tunique vaginale pour ne pas la léser. c) On découvre ensuite le paquet variqueux, puis une sonde cannelée est passée à l'angle supérieur de l'incision et à l'angle inférieur, traversant le paquet vasculaire en laissant en arrière à peu près le tiers du volume total des vaisseaux. *d*) On passe dans la gouttière de chaque sonde un catgut aseptique et on lie fortement en haut au ras du canal inguinal si possible et en bas au voisinage du testicule. *e*) Les fils une fois coupés, on réséque les vaisseaux à un demi-centimètre de chaque ligature. *f*) L'extrémité de chaque moignon est ensuite rapprochée par une suture destinée à rétablir la continuité du cordon et par cela même la suspension naturelle du testicule. *g*) Le scrotum est ensuite suturé au crin en évitant avec soin l'enroulement des bords de la plaie. La cicatrisation se fait en six ou huit jours.

PROCÉDÉ DE RECLUS

Le patient étendu sur le dos a les bourses relevées par un linge aseptique. *a*) On refoule lentement les testicules et les paquets variqueux par une sorte de taxis jusqu'à ce qu'il soient au voisinage de l'orifice externe des canaux inguinaux. *b*) On réduit avec les doigts le scrotum aux dimensions que l'on désire, puis on le saisit de bas en haut entre les mors d'une pince clamp courbe sur le champ (la pince à hysterectomie de Richelot remplit parfaitement cet office), la concavité de la pince embrassant les testicules. Il est nécessaire d'attirer le plus de scrotum possible tout en laissant suffisamment de peau au voisinage de la verge, afin que les érections ultérieures ne produisent pas de tiraillements. *c*) Des injections anesthésiques à l'aide de la solution de cocaïne au centième sont pratiquées à un demi-centimètre du bord convexe de la pince, et, lorsque leur effet se produit, on incise la peau en suivant la ligne des piqûres. Si la vaginale a été accidentellement ouverte, quelques points de suture suffiront à la refermer.

d) La résection du scrotum terminée, on doit enlever la pince, afin de lier ou de forcipressurer les vaisseaux qui pourraient donner une hémorragie. *e)* L'affrontement des bords de la plaie doit être pratiqué de préférence avec le crin de Florence. Ce procédé a donné de bons résultats à Henry, Le Dentu, Segond, etc., etc.

MÉTHODES RÉCENTES

PROCÉDÉ DE NARATH

M. le professeur Narath (d'Utrecht), pensant que la résection veineuse n'est pas faite généralement assez largement, quand on suit la technique opératoire courante, a eu l'idée de traiter le varicocèle par l'abrasion du tronc principal ou des principaux rameaux de la veine spermatique *dans le canal inguinal* et en fermant ensuite ce canal par le procédé que Bassini a préconisé pour la cure radicale des hernies inguinales.

a) M. Narath fait une incision de dix centimètres de long au-dessus du ligament de Poupart et parallèlement à la direction du canal inguinal. Cette incision, qu'il ne faut pas prolonger au delà de l'épine du pubis, ne va pas au delà du *facia superficialis.*

b) Le canal inguinal se trouvant ainsi découvert sur tout son parcours, il l'incise à son tour, puis attire au dehors le cordon spermatique avec le crémaster et la tunique fibreuse commune.

c) Après incision longitudinale de ces deux tuniques, on

voit nettement les veines variqueuses qu'on dissèque aussi haut que possible ; on les sectionne alors entre deux ligatures, très près de l'orifice interne du canal inguinal. Le moignon central se rétracte et disparaît dans l'abdomen, à la façon du moignon d'un sac herniaire après sa résection.

d) A leur tour, les veines périphériques sont disséquées et réséquées entre deux ligatures au niveau de l'orifice externe du canal inguinal.

e) On termine enfin l'opération de la même façon que dans le temps préconisé par Bassini pour les hernies inguinales.

Les résultats de l'intervention ont semblé bons à l'auteur du procédé et il dit que, sur dix-neuf sujets ainsi traités et chez lesquels l'opération remonte à plus d'une année, sept ont été agréés pour le service militaire, tandis qu'ils avaient été évincés auparavant pour cause de varicocèle. Les douze autres sont dans un état satisfaisant.

Ce procédé présente des avantages à signaler, tels que la facilité d'éviter la prise de l'artère spermatique dans la ligature, accident qui, d'après certains auteurs, pourrait entraîner l'atrophie ou la nécrose du testicule. La circulation collatérale scrotale est aussi ménagée.

Nous remarquerons cependant que son exécution présente une certaine délicatesse, et, adoptant la manière de voir de maîtres tels que Poirier, Reclus, Berger, Lucas-Championnière, Routier et Delorme, nous pensons que les veines du cordon, présentant au-dessous du canal inguinal des anastomoses décrites par Périer, la récidive est quelquefois possible. L'incision du canal inguinal, de plus, n'est pas sans inconvénients : « Un canal inguinal réparé ne vaut jamais un *canal inguinal intact.* » (Poirier). Et si en désire réséquer les veines sans toucher au scrotum, ce qui pourtant est l'opération de choix, suivant les chirurgiens que nous venons de citer, autant pratiquer cette résection au-dessous de l'orifice externe du canal inguinal en attirant en haut le testicule.

PROCÉDÉ DE BAÏSSAS

M. Baïssas a modifié légèrement l'opération de Reclus, en substituant à l'emploi de la pince clamp un instrument spécial assez ingénieux qu'il présenta à la Société de médecine de l'Isère.

Cet instrument, composé de deux lames plates et pouvant s'articuler par leurs extrémités, présente de champ une courbure de soixante-quinze millimètres de rayon; c'est dans la cavité de cette courbure que se trouve le testicule, quand l'instrument est placé.

Le bord convexe de ces lames porte de quatre en quatre millimètres des encoches étroites, mais profondes de quatre millimètres, qui se correspondent sur chacune des lames.

Les crins de Florence, après résection du scrotum, sont passés avec l'aiguille de Reverdin, au fond de chacune des encoches; ils sont ensuite liés, et au moment où on enlève les lames clamp, la suture est terminée et l'hémostase assurée par la suture à points rapprochés.

PROCÉDÉ DE LATOUCHE

M. le docteur Latouche (d'Autun) emploie un procédé spécial pour la résection du scrotum, et sa façon d'opérer a surtout pour but d'éviter les hématomes ou les infiltrations sanguines qui se produisent souvent à la suite de la cure radicale du varicocèle.

Les premiers temps de l'opération sont les mêmes que

pour les autres interventions, c'est dans la suture que consiste l'originalité du mode opératoire, et nous allons sommairement décrire la façon dont elle est pratiquée.

Le scrotum ayant été saisi dans une pince courbe de Bazy ou de Richelot, on place chaque extrémité d'un gros catgut dans le chas d'une aiguille de Reverdin (une aiguille pour chaque extrémité). Prenant alors une aiguille de chaque main, on place le milieu du catgut à cheval sur l'extrémité antérieure de la base du lambeau. On passe alors les deux aiguilles l'une à droite, l'autre à gauche, de telle façon qu'elles passent toutes deux dans le même trou, en glissant l'une contre l'autre. On continue ainsi jusqu'à l'extrémité postérieure de la base du lambeau, puis on résèque la peau scrotale aux ciseaux.

Cette suture est en somme identique à celle que font les cordonniers en croisant leur fil, et elle a pour effet d'assurer une hémostase parfaite. Si les bords de la plaie opératoire bâillaient un peu, quelques points superficiels pourraient les rapprocher.

PROCÉDÉ D'ÉTOURNEAU

Ce chirurgien place sur le scrotum, attiré le plus possible en avant, une longue pince élastique courbe de champ, il la serre modérément, puis pratique de chaque côté des injections analgésiques de cocaïne à 1 p. 100. Armé alors d'une aiguille de Reverdin fine, et chassant avec le pouce et l'index de la main gauche le testicule vers le haut, il place ses points de suture au-dessous de la pince Cette suture se compose de points alternativement séparés et en anses : le premier crin traverse la peau au voisinage de la verge et est repéré avec deux pinces de Péan (point séparé); le second crin (point en anse) est passé à trois millimètres du premier et doit former une anse de

8 millimètres de hauteur, perpendiculaire à la courbure de la pince. Les deux chefs sont liés et coupés : on a donc obtenu un point en U. Il continue ainsi en liant les points en U et en repérant les points séparés par deux pinces de Péan. L'opérateur résèque alors le scrotum en rasant le bord concave de la pince et il lie les points entrecoupés. Cette opération, qui a pour but d'éviter la perte de sang et la formation d'hématomes, semble présenter un danger : la possibilité du sphacèle au niveau des points en U et de plus l'aspect ultérieur de la cicatrice en véritable crête de coq.

PROCÉDÉ DE LUCAS-CHAMPIONNIÈRE

Le chirurgien incise d'abord la peau et le tissu cellulaire sous-cutané qui se rétractent aussitôt. Les tuniques sous-jacentes sont suturées en chaîne avec un catgut aseptique, on résèque tous les tissus situés en avant et on suture ensuite la peau.

Le procédé de Latouche est, il est vrai, plus expéditif que ce dernier et assure une hémostase plus parfaite, mais nous nous permettrons de remarquer qu'il doit être difficile de régler exactement le degré de striction de chaque point, et que, si la suture est tant soit peu serrée, les parties qui se trouvent en avant de cette dernière sont susceptibles de se sphacéler par manque de circulation suffisante.

PROCÉDÉ DE NIMIER

Le procédé de Nimier consiste en une « ligature sous-cutanée en bourse du scrotum comme moyen de soutien et de relèvement des testicules et des plexus variqueux. »

Le sujet peut être opéré sans anesthésie générale ni même locale : il est placé dans le décubitus dorsal, les cuisses suffisamment écartées.

a) L'aide se place à sa droite ; avec la main gauche en pronation et l'avant-bras horizontal, il chasse les testicules le plus haut possible en laissant passer le scrotum entre l'index et le médius qui sont destinés à remplir l'office de clamp. De la main droite en supination il tire sur la peau qui dépasse et la tient étalée à la façon d'un tablier.

b) Le chirurgien, se plaçant à gauche du patient et armé d'une aiguille de Reverdin droite, pique au ras des doigts de l'aide le bord du tablier scrotal qui se trouve de son côté. Il fait cheminer transversalement la pointe de l'instrument tout contre la face profonde du derme de la paroi antérieure du scrotum jusqu'à ce qu'elle aille perforer le bord opposé du tablier scrotal. L'aiguille ramène, lorsqu'il la tire, l'extrémité d'un fil de soie de moyen volume : la moitié de la ligature est ainsi placée.

c) Pour la seconde moitié, l'aiguille est de nouveau introduite par le premier trou (bord gauche du scrotum) et elle suit cette fois le derme cutané de la paroi postérieure du scrotum, puis sort par le trou du bord scrotal droit. Le second chef du fil de soie est attiré à son tour, et le chirurgien, en liant les deux chefs, fait disparaître sous la peau l'anse formée au bord droit. Le nœud disparaît de même en passant à travers le trou du bord gauche lorsqu'on a coupé ses deux chefs.

La partie inférieure du scrotum qui est vide revient plus tard sur elle-même.

Il faut dans ce procédé que l'aide prenne bien une quantité égale de peau antérieure et de peau postérieure entre les doigts, car, si la peau antérieure prédomine dans sa prise, les testicules pesant dans l'avenir sur la paroi postérieure

du scrotum peuvent la distendre et créer de nouveau le varicocèle.

Il faut insister ici sur la nécessité de l'emploi pour cette ligature d'un fil d'une asepsie parfaite, car le phlegmon de la paroi scrotale est à craindre. Remarquons que la ligature ne
doit pas être trop serrée.

PROCÉDÉ DE DELORME

Il est des cas où la récidive de l'affection a pu être con-
statée même lorsque la résection du scrotum avait été faite
d'une manière très large et même lorsque la résection veineuse
avait été pratiquée en même temps.

Ces récidives s'observent surtout lorsque la peau du
scrotum, extrêmement mince et pourvue de peu d'éléments
contractiles, n'a pas une résistance suffisante pour supporter
la pesée des veines, surtout pendant les efforts violents. C'est
dans ces cas que la méthode appliquée par Delorme, dans son
service du Val-de-Grâce, trouvera son indication.

La base de cette méthode est la création d'une sangle de
peau autoplastique prise sur la paroi abdominale et destinée
à soutenir les testicules à la façon d'un hamac.

La technique de ce procédé, un peu compliqué, il est vrai,
mais très ingénieuse, est celle-ci :

a) Le malade est aseptisé, placé dans le décubitus dorsal,
et la verge est attirée vers l'ombilic. La peau du scrotum en
excès est saisie transversalement avec les doigts ou avec de
grands clamps, après qu'on a chassé en haut les testicules et
leur cordon. On la résèque alors en large croissant.

Les pointes du croissant, dirigées en haut, arrivent jusqu'au
trajet du cordon et à 2 centimètres au-dessus des anneaux
inguinaux externes.

b) Ce croissant ainsi constitué, on taille sur la paroi abdominale, de chaque côté et à partir de la ligne médiane, un lambeau à peu près rectangulaire à base externe, large de 5 ou 6 centimètres dans toute son étendue, et un peu plus large à l'extrémité qui répond à la ligne blanche.

La section horizontale inférieure de chaque lambeau doit se trouver à 2 centimètres à peu près du niveau de la base de la verge. La base du lambeau va jusqu'au niveau de l'orifice externe du canal inguinal pour la partie inférieure, et un peu moins en dehors pour la partie supérieure.

c) Après dissection de chaque lambeau, on réunit la partie inféro-externe de chacun d'eux à la pointe à vif du croissant qui lui correspond. Quelques coups de bistouri permettent à chacune des pointes du croissant de s'élargir suffisamment pour laisser passage libre à chacun des lambeaux.

Ces derniers sont ensuite fixés sur la ligne médiane, et leurs bords supérieur et inférieur sont réunis par suture aux parties molles qui leur correspondent.

d) Enfin on rapproche, par des sutures solides et nombreuses, les bords de la plaie laissée à vif par le prélèvement des lambeaux. Dans le cas où le rapprochement serait difficile sur la ligne médiane, on aiderait à son accomplissement par de petits débridements.

Le pansement doit être fait avec un soin tout particulier : l'abdomen, le scrotum, l'espace interfessier et les cuisses doivent être compris dans une sorte de bandage à la fois compressif et immobilisateur. Les genoux sont rapprochés, afin d'éviter les mouvements d'abduction de la cuisse nuisibles à la cicatrisation, et le malade est constipé par crainte des efforts de défécation et des souillures possibles du pansement.

Le malade, après guérison, a un scrotum petit, ferme et solide, et la cicatrice du bas-ventre est quelquefois dissimulée en partie par les poils du pubis.

MÉTHODE DE PARONA

Parona (de Milan) a imaginé récemment un procédé qui a beaucoup d'analogie avec certaines opérations que l'on pratique pour la cure radicale de l'hydrocèle (procédés par retournement de la vaginale). Son opération a pour but essentiellement de se servir de la tunique vaginale, dont le testicule est préalablement extrait, comme d'un suspensoir pour les veines dilatées.

a) Il fait sur le scrotum une incision qui commence deux travers de doigt au-dessus de l'orifice externe du canal inguinal et qui se prolonge vers le bas sur une étendue de cinq ou six centimètres, en prenant garde de ne pas léser la tunique vaginale.

b) Il attire le testicule et l'isole des tissus voisins en ménageant toujours la vaginale qui, dans certains cas, est mince et fragile.

c) Soulevant alors le testicule et le cordon, il pratique à la partie antérieure de la vaginale et au niveau de l'épididyme une incision horizontale suffisamment large pour laisser passer le testicule et pour permettre ensuite le retournement du sac vaginal en haut.

d) Lorsque ce retournement est fait, l'ouverture par lequelle est passé le testicule peut venir s'aboucher avec l'orifice externe du canal inguinal. Le cordon spermatique et ses veines dilatées restent dans le sac retourné.

On suture les bords de la vaginale aux bords de l'anneau inguinal externe au moyen de cinq ou six points en veillant à ce que le cordon n'ait pas subi de torsion.

e) On termine alors par l'affrontement au crin de Florence des bords de la plaie scrotale. On peut au besoin, avant d'in-

ciser la vaginale, réséquer, suivant le procédé de Jacobson,
les veines trop volumineuses, et ensuite continuer l'opération
comme il vient d'être dit.

Ce procédé assez délicat, en ce qui concerne la suture de
la vaginale à l'anneau, a donné de bons résultats ; en effet,
sur onze cas opérés, dont neuf par Parona et deux par Co-
metti, il y eut un seul cas où, à cause d'une légère infection,
la guérison fut retardée de huit jours ; la cicatrisation fut
complète en huit ou douze jours chez tous les autres malades
et les troubles éprouvés auparavant cessèrent aussitôt. Les
résultats (du moins pour ceux qui peuvent être suivis) se
maintinrent pendant plus d'un an et demi et se maintiendront
très probablement d'après l'auteur de la méthode.

Nimier, qui a pratiqué l'opération de Parona sur neuf malades de son service, a obtenu des résultats qui lui semblent
excellents.

PROCÉDÉ DE J. BRAULT

(Excision postéro-latérale des bourses et excision des paquets veineux)

Dans les cas communs et simples, autrement dit la plupart
du temps, l'opération indiquée pour la cure radicale du varicocèle est la résection bilatérale du scotum par le procédé de
Reclus, Championnière ou Bazy, etc.

Dans les cas complexes, M. le docteur Brault préconise une
méthode d'exception, à laquelle il a eu recours à plusieurs re-
prises. Lorsque les varicocèles sont très douloureux, malgré
le port d'un suspensoir bien conditionné, lorsqu'ils causent des
vomissements, qu'ils présentent des dilatations ampullaires
anévrysmales, des incrustations calcaires, qu'ils sont incom-
plètement réductibles, que la paroi veineuse a subi une indu-

ration et un épaississement marqués, et surtout *lorsqu'il s'est produit une récidive* après l'opération par le procédé ordinaire (voir observations III et VII), une intervention directe sur les vaisseaux est de circonstance. « Les ligatures et les excisions veineuses réussissent si bien dans les dilatations variqueuses des membres qu'il serait vraiment étrange de les proscrire d'une façon complète dans le traitement du varicocèle » (Brault).

Or le procédé de M. Brault peut faire bénéficier les cas dont on vient de parler des avantages de la résection du scrotum et de l'excision de veines variqueuses.

Il consiste dans une résection du scrotum de forme losangique ou mieux ovalaire très allongée à ses extrémités et pratiquée à la face postéro-externe des bourses.

On arrive par cette brèche sur le cordon qui peut être très facilement examiné et opéré, grâce à la largeur de l'ouverture pratiquée. L'extrémité inférieure de l'ovale est rabattue ensuite vers le haut en tournant autour du plus petit diamètre pris comme charnière virtuelle et on suture en faisant coïncider l'extrémité inférieure avec la supérieure, ce qui donne comme résultat final un fort raccourcissement du scrotum et une ligne de sutures en forme de V à sommet dirigé en haut. (V renversé).

TECHNIQUE OPÉRATOIRE

1° *Excision des bourses*. — Un aide chasse le testicule et le cordon vers la ligne médiane pendant que l'opérateur attirant à lui le scrotum, place latéralement deux grandes pinces de Richelot courbes sur champ. Ces pinces se dirigeant l'une vers l'autre se correspondront par leur extrémité.

Les clamps ainsi placés délimitent en dehors un pli verti-

cal en forme de demi-lune destiné à être excisé. On doit veil·
ler dans ce premier temps à se tenir suffisamment loin de la
verge : l'angle supérieur de l'ovale devra en effet se trouver à
la partie supérieure de l'angle cruro-scrotal ; autre recom-
mandation : il faut se tenir plutôt en arrière qu'en avant, car
dans ce dernier cas on serait surpris en enlevant les clamps
de se trouver en présence d'un ovale à grand axe horizontal.

Lorsque les pinces semblent placées en bonne position, on
excise au bistouri tout ce qui les dépasse. On enlève alors
les clamps, et après avoir forcipressé ou au besoin lié les vaisseaux qui donnent, on passe au temps suivant.

2° *Cordon.* — On incise couche par couche les tissus qui
couvrent le cordon (couche fibro-crémastérine) en évitant
d'aller trop bas par crainte de blesser la vaginale ; afin d'éviter cet accident, l'aide doit abaisser le testicule par une traction légère, tout en faisant saillir le cordon.

Losqu'on est arrivé au paquet veineux, on isole par la
dissection chaque veine altérée et on la résèque entre deux
ligatures : c'est là la meilleure façon d'éviter la ligature d'une
artère. Il nous semble inutile de parler ici du canal déférent
qui est facilement reconnaissable, excepté dans des cas tout à
fait exceptionnels.

Après avoir réséqué les veines malades, on recouvre le
cordon en suturant à la soie les tuniques fibreuses et crémas-
térine (suture en surjet). Il faut alors refermer la brèche du
scrotum, ce qui est l'objet du temps suivant.

3° La *suture* doit être faite au crin de Florence. Le premier crin placé réunit les deux extrémités de l'ovale, les autres
points de suture qui sont ensuite faits créent une ligne de
coaptation en forme de V à sommet supérieur. Si la juxta-
position des bords de la plaie est bien faite, on ne doit pas
avoir en avant une oreille disgracieuse au point où finit la

suture. D'ailleurs, quand bien même cette dernière viendrait à se produire, elle disparaîtrait dans l'avenir.

La méthode est à conseiller lorsqu'on a l'intention de lier les unes après les autres les veines variqueuses. Elle a même dans un cas compliqué (observation V) permis une intervention plus complète : il existait, en même temps qu'un varicocèle très développé et noueux, une persistance du canal péritonéovaginal qui remontait jusqu'à l'anneau inguinal externe. L'auteur du procédé put, grâce au jour qui lui était donné par la largeur de l'excision ovalaire, poursuivre le trajet supérieur, refermer la vaginale et exciser les veines ectasiées.

On voit d'après ce cas combien cette technique opératoire serait avantageuse dans le cas d'une hydrocèle compliquée de varicocèle ; on voit également qu'elle pourrait aussi rendre des services notables dans la cure radicale des hydrocèles volumineuses ayant amené de la surdistension du scrotum.

Sans préférer ce procédé à ceux classiques de Jacobson et de Reclus lorsqu'on est en présence de cas communs, il nous semble que, dans les cas graves et surtout lorsqu'une intervention sur le cordon est indiquée, en même temps que la résection scrotale, on devra employer de préférence la méthode de M. Brault, car si nous la comparons aux autres procédés d'exception, nous constaterons qu'elle a sur eux quelques avantages qui ne sont pas à négliger.

AVANTAGES

1° A défaut même de pinces de Richelot courbes, n'importe quelles pinces à mors un peu longs et même droits peuvent remplir l'office de clamps.

Par contre, l'intervention préconisée par Baïssas exige l'usage de ses lames clamps que n'a pas à sa disposition tout chirurgien; elle est donc d'une application plus difficilement réalisable que celles qui n'exigent pas d'instrumentation spéciale et au nombre desquelles se trouve l'opération de M. Brault;

2° Si nous examinons les autres procédés, celui de Narath exige, de la part de qui veut le mettre en pratique, une expérience assez avancée. En plus de la longueur assez grande de l'opération, remarquons qu'elle se rapproche, par l'incision du canal inguinal, de la cure radicale de la hernie, et, par conséquent, nous semble une intervention plus sérieuse et encourant plus de risques que le procédé que nous préconisons.

Le procédé de Latouche, d'une exécution, il est vrai, facile, outre qu'il ne permet l'intervention que sur le scrotum, nous semble présenter un danger: le sphacèle possible des tissus situés au delà de la suture. Il en est de même pour le procédé d'Étourneau.

De même le procédé de Nimier, dit ligature sous-cutanée en bourse, ne permet pas la mise à nu du cordon; il est, par conséquent, impossible de vérifier l'état des veines ectasiées et de les réséquer, si cela est nécessaire. La difficulté de l'asepsie parfaite du fil de soie que l'on abandonne sous la peau peut aussi faire hésiter le chirurgien à employer cette méthode.

Le procédé très ingénieux de Delorme exige une grande habileté comme toutes les opérations autoplastiques, et une suppuration même très légère peut en compromettre d'une façon irrémédiable le résultat. L'immobilité absolue que réclame cette intervention pendant plusieurs jours est difficilement acceptée ou observée par le malade.

L'opération de Parona, si séduisante, offre cependant un inconvénient: la difficulté de la suture de la vaginale au pourtour de l'orifice du canal inguinal, sutout dans les cas où l'on se trouve en présence d'une vaginale mince et fragile, comme on en rencontre quelquefois chez certains varicocéleux. Le testicule, de plus, est trop serré contre le pubis quand on a eu affaire à une vaginale peu ample.

Nous sommes partisan de l'opération de notre Maître, parce qu'elle réunit des qualités qui nous ont semblé prépondérantes et qui sont :

Inutilité d'une instrumentation compliquée ou spéciale.

Technique simple et facile à mettre en pratique, même par un débutant.

Large abrasion du scrotum permettant un grand raccourcissement lors de la suture.

Vaste brèche permettant de s'assurer *de visu* de l'état des altérations du cordon et d'y porter directement remède, le cas échéant.

Opération applicable aux cas compliqués et récidivés.

Inutilité d'un repos absolu pendant longtemps après l'opération.

Résultat opératoire durable, même dans les cas où la récidive a eu lieu à la suite de la résection bilatérale du scrotum.

CONCLUSIONS

A. — En ce qui concerne l'intervention, nous pensons, de même que Sébileau, qu'il est des varicocèles qu'il ne *faut pas* opérer, il en est qu'*on peut* opérer, il en est qu'*on doit* opérer.

1° Il ne faut pas opérer les varicocèles symptomatiques de tumeurs abdominales, pas plus que ceux de petit volume qui siègent sur des malades neurasthéniques ou hystériques qui, comme le dit Tuffier, « *se suggestionnent à eux-mêmes les souffrances qu'ils éprouvent.* »

2° On peut opérer les varicocèles volumineux, même s'ils n'occasionnent pas de souffrances, et les varicocèles qui, sans être trop volumineux ni très douloureux, siègent sur des malades qui sollicitent avec insistance l'opération (Sébileau) et « *sont plus irritables* que leur varicocèle » (Forgue et Reclus).

3° On doit opérer les varicocèles petits ou gros, quand la douleur qu'ils provoquent est très vive ou qu'ils déterminent l'atrophie testiculaire entraînant l'altération des fonctions génitales et lorsqu'ils créent un obstacle à l'exercice de la profession de celui qui en est porteur.

B. — En ce qui concerne le choix du procédé opératoire, nous considérons trois cas, et chacun d'eux est justiciable d'une méthode différente.

1° S'il y a dilatation veineuse pure et simple : résection veineuse.

2° S'il y a laxité du scrotum sans dilatation veineuse ou avec faible dilatation veineuse : résection du scrotum.

3° S'il y a à la fois dilatation veineuse et laxité scrotale : procédés mixtes parmi lesquels, en raison de sa simplicité, nous donnons la préférence à celui de M. le docteur J. Brault, sa technique opératoire ayant en outre l'avantage de s'adapter à un certain nombre de complications du varicocèle.

OBSERVATIONS RÉSUMÉES

Observation I

(INÉNITE). J. BRAULT

Le nommé J.. , âgé de vingt-quatre ans, entre à l'hôpital militaire du Dey, le 11 juin 1895, salle 5, lit n° 14. Il est porteur d'un varicocèle siégeant du côté gauche, d'un volume assez considérable. Les veines du cordon sont fortement ectasiées et douloureuses. Le malade est surtout préoccupé par son affection depuis l'accomplissement des marches d'épreuve. Avant cette époque, le varicocèle n'était presque pas douloureux et son porteur n'avait jamais usé d'un suspensoir.

Le 13 juin 1895, résection scrotale postéro-latérale par le procédé ovalaire. Après traction sur l'appareil testiculo-funiculaire, on attaque le cordon ; on résèque après leur dissection deux paquets veineux en avant du canal déférent, puis ensuite on fait de même pour un paquet situé postérieurement. Pour ces temps de dissection, ligature et résection veineuses, on procède lentement et méthodiquement, et l'on s'assure qu'il s'agit bien de veines en les faisant gonfler et en les pinçant avec les doigts avant de les lier.

Pansement, septième jour on enlève les crins. Guérison en quinze jours.

Observation II

(INÉDITE). J. BRAULT

Le nommé N.. , soldat, entre à l'hôpital du Dey, salle 15, lit n° 7, le 26 juin 1895. Il est porteur d'un varicocèle très volumineux dont les paquets veineux considérables sont noueux et indurés. L'affection date de plusieurs années.

Le 30 juin 1895, on pratique l'opération en V renversé ; on résèque les veines ectasiées en suivant les précautions d'usage et le 8 les crins sont enlevés. La guérison est complète en dix-huit jours. A signaler un point qui lâcha à cause d'un peu de sphacèle localisé à l'extrême pointe de la languette fermant l'angle supérieur.

Observation III

(INÉDITE). J. BRAULT

Le nommé B..., soldat au 1er zouaves, entre à l'hôpital du Dey pour une affection vénérienne (chancre mou).

Il se plaint pendant son séjour à l'hôpital d'un varicocèle gauche qui le fait souffrir depuis très longtemps.

Les phlébectasies du cordon sont très prononcées, le testicule est petit, mou, semble atrophié. Le malade demande à être opéré ; il a d'ailleurs déjà *subi la résection scrotale simple* et une cicatrice scrotale en fait foi, mais *son affection a récidivé*.

Le 26 septembre 1895, on opère par le procédé en V renversé; de multiples résections veineuses sont pratiquées, on suture.

Les crins sont enlevés au bout de huit jours. Pas d'incident à signaler, guérison complète en douze jours.

Observation IV

(INÉDITE). J. BRAULT

Le nommé M... entre à l'hôpital de Dey pour hémorroï-des volumineuses et saignantes.Il est en même temps porteur d'un varicocèle très gros et douloureux à gauche, le port du suspensoir n'apporte aucun soulagement aux douleurs du malade.

Le 12 octobre 1896, les hémorroïdes sont traitées par la méthode Whitehead légèrement modifiée et le varicocèle est à son tour attaqué par la méthode en V renversé, résections veineuses, etc. Le malade guérit des deux interventions en trois semaines.

Observation V

(INÉDITE). J. BRAULT

Le nommé H..., soldat infirmier, entre à l'hôpital du Dey avec le diagnostic de hernie. Il est en réalité porteur d'une hydrocèle congénitale gauche facilement communiquante et d'un varicocèle volumineux et douloureux du même côté.

Opération le 9 mars 1886. On pratique la résection ovalaire postéro-externe du scrotum. On résèque les paquets variqueux les plus volumineux, on suture. La réunion est parfaite et la guérison se fait en une quinzaine de jours.

Observation VI

(INÉDITE). J. BRAULT

Le nommé A..., soldat, entre à l'hôpital du Dey, salle 16, lit n° 6, dans les premiers jours du mois de juin 1896.

On constate qu'il est porteur d'un varicocèle volumineux, très noueux, siégeant du côté gauche, et que le testicule de ce côté est petit, mou, en voie d'atrophie.

On opère par le procédé en V renversé le 11 juin 1896.

Les veines ectasiées sont réséquées. Le 18 on enlève les crins (premier pansement). Huit jours plus tard on constate en enlevant le pansement que la réunion est bonne. Dans les jours qui suivirent, quelques excoriations s'étant faites en haut de la cicatrice, on met un léger pansement sec et on ordonne le repos au malade. Guérison rapide.

Observation VII

(INÉDITE)

Le nommé R..., soldat au 12e escadron du train, entre à l'hôpital du Dey, le 10 mai 1896, salle 15, lit n° 6 ; il est porteur d'un varicocèle gauche, très volumineux et douloureux.

Opération le 14 juin 1896. On pratique à la faveur de l'anesthésie mixte la résection par le procédé en V renversé. Excisions veineuses nombreuses. Suture.

A la contre-visite, on constate un peu de suintement à travers le pansement. On fait sauter plusieurs points de suture et on lie une artériole très fine qui donnait. On suture à nouveau.

On apprend en interrogeant minutieusement le malade qu'il a des tendances marquées aux hémorragies.

Pas d'infection. Guérison en dix-huit jours, bien qu'un ou deux points aient lâché au sommet du V.

Observation VIII

(INÉDITE)

Le nommé E..., garde d'artillerie, entre à l'hôpital pour un varicocèle très volumieux et douloureux du côté gauche.

Le testicule est atrophié et de plus le malade est en proie à des crises gastralgiques fréquentes. La résection scrotale médiane simple a déjà été pratiquée quelques années auparavant, mais la *récidive s'est produite*.

Opération le 7 novembre 1896 par le procédé ovalaire postéro-externe. On résèque de nombreux paquets veineux très ectasiés. La réunion est bonne et la guérison complète en une quinzaine. Quelques excoriations légères s'étant produites par suite de frottement au cours de la marche dans les premiers jours de la convalescence sont rapidement guéries par le repos et l'application de poudres siccatives.

Depuis, M. Brault a opéré, en clientèle de ville, un jeune homme, employé de commerce, par son procédé ; l'opération date seulement de quatre mois et le résultat jusqu'ici s'est maintenu bon.

REMARQUE

Les opérés des observations I, II, III, IV et VIII ont été suivis pendant plus de deux ans. Pour les autres, la durée de l'observation a varié de quelques semaines à plus d'un an. Dans tous les cas les résultats primitifs ou éloignés ont été très satisfaisants.

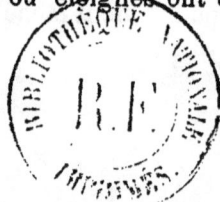

INDEX BIBLIOGRAPHIQUE

BAÏSSAS. — Société de médecine de l'Isère, 1895.

BRAULT (J.). — Lyon médical, septembre 1895 et décembre 1896.
— Archiv. Provinc. de chirurgie, 1899.
— Société de chirurgie, 20 juin 1900.

CATTELIN. — Thèse de Paris, 1892.

CHALOT. — Chirurgie opératoire.

CHEINISSE. — Semaine médicale, 1900.

DARTIGNAC. — Revue de chirurgie, 1893-94.

DELORME. — Gazette des hôpitaux, 1898.

DEWANDRE. — Annales Société belge de chirurgie, 1898.

DUMA. — Thèse de Paris, 1891.

DUPLAY. — Clin. chirurgie, Hôtel-Dieu, 1900.

DUPLAY et RECLUS. — Traité de chirurgie.

ÉTOURNEAU. — Archives médecine navale, 1900.

FORGUE et RECLUS. — Thérapeutique chirurgicale.
— Dictionnaire encyclop. sc. méd.

LESCAT. — Presse médicale, 1898.

LOISON. — Société de chirurgie, 6 juin 1900.

NARATH. — Wien. klin. Woch., 1900.

NIMIER. — Semaine médicale, 1899.
— Revue de chirurgie, 1898.
— Société de chirurgie, 1898.

NIMIER et DELORME. — Archiv. méd. et pharm. milit., 1898-99.

PARONA. — Policlinico, 15 janvier 1899.

RECLUS. — Cliniq. chirurgic. de la Pitié.

SÉBILEAU. — Gazette médic. de Paris, 1897.

TUFFIER. — Presse médicale, 1899.

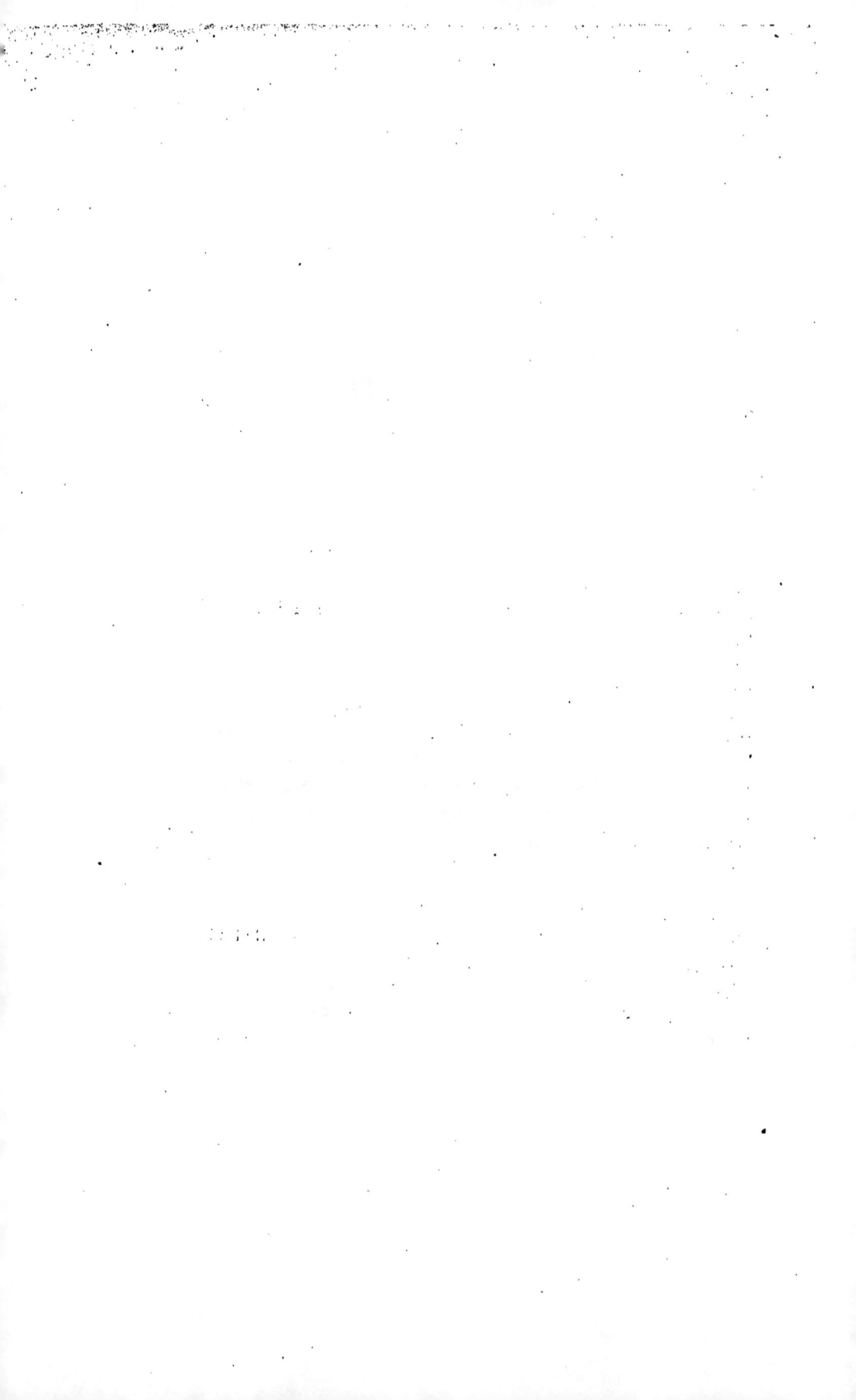

SERMENT

—

En présence des Maîtres de cette École, de mes chers condisciples et devant l'effigie d'Hippocrate, je promets et je jure, au nom de l'Être suprême, d'être fidèle aux lois de l'honneur et de la probité dans l'exercice de la médecine. Je donnerai mes soins gratuits à l'indigent, et n'exigerai jamais un salaire au-dessus de mon travail. Admis dans l'intérieur des maisons, mes yeux ne verront pas ce qui s'y passe, ma langue taira les secrets qui me seront confiés, et mon état ne servira pas à corrompre les mœurs ni à favoriser le crime. Respectueux et reconnaissant envers mes Maîtres, je rendrai à leurs enfants l'instruction que j'ai reçue de leurs pères.

Que les hommes m'accordent leur estime, si je suis fidèle à mes promesses! Que je sois couvert d'opprobre et méprisé de mes confrères, si j'y manque!

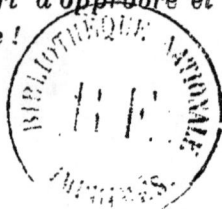

—

57

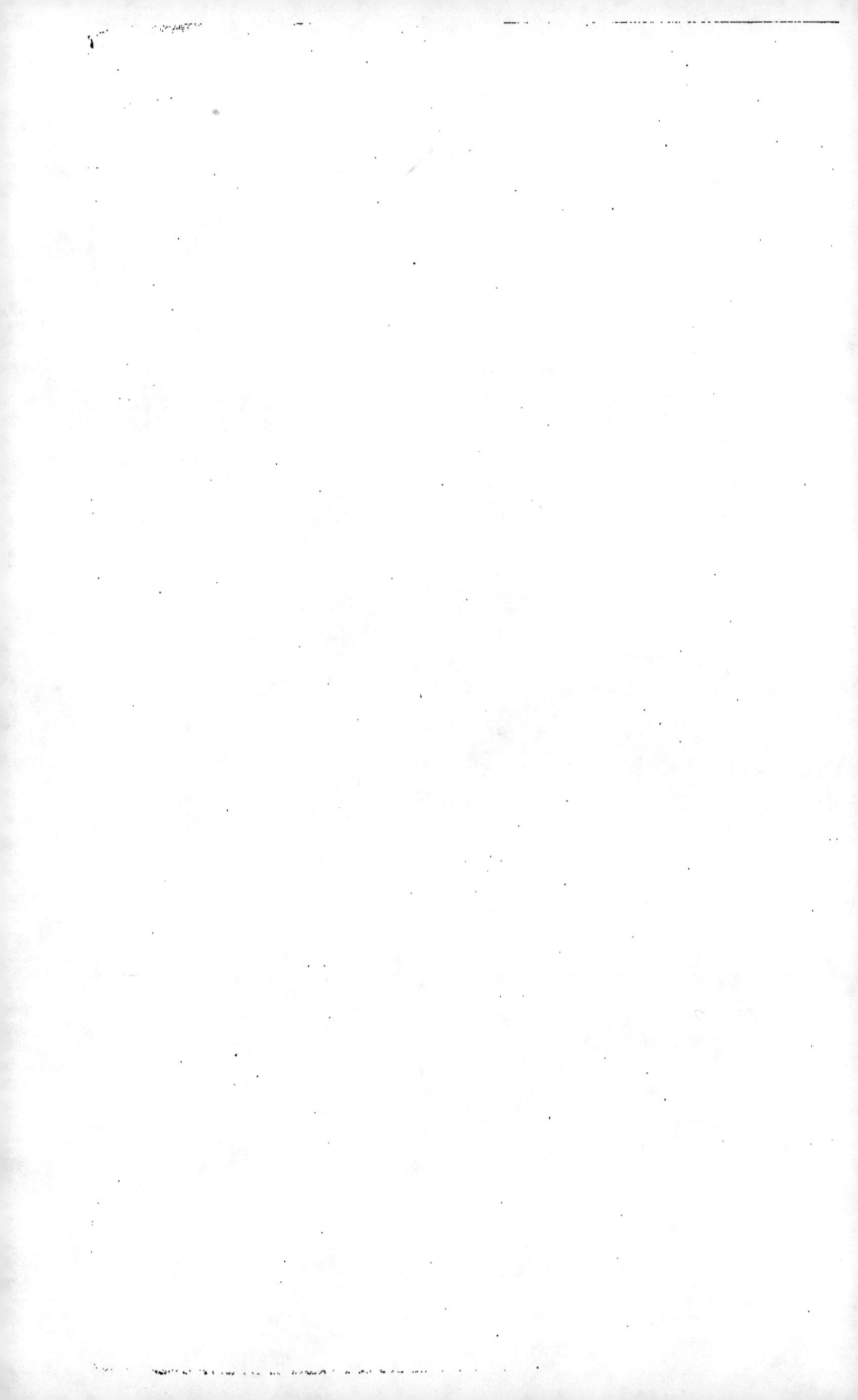